BEI GRIN MACHT SICH IHR WISSEN BEZAHLT

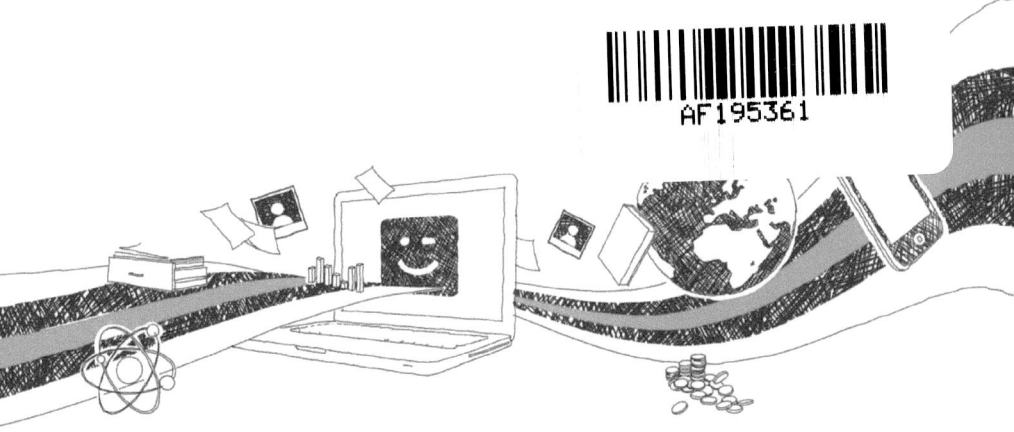

- Wir veröffentlichen Ihre Hausarbeit, Bachelor- und Masterarbeit
- Ihr eigenes eBook und Buch - weltweit in allen wichtigen Shops
- Verdienen Sie an jedem Verkauf

Jetzt bei www.GRIN.com hochladen und kostenlos publizieren

Heiko Ehrhardt

Die Ernährung des Intensivpatienten

GRIN Verlag

Bibliografische Information der Deutschen Nationalbibliothek:

Die Deutsche Bibliothek verzeichnet diese Publikation in der Deutschen Nationalbibliografie; detaillierte bibliografische Daten sind im Internet über http://dnb.d-nb.de/ abrufbar.

Dieses Werk sowie alle darin enthaltenen einzelnen Beiträge und Abbildungen sind urheberrechtlich geschützt. Jede Verwertung, die nicht ausdrücklich vom Urheberrechtsschutz zugelassen ist, bedarf der vorherigen Zustimmung des Verlages. Das gilt insbesondere für Vervielfältigungen, Bearbeitungen, Übersetzungen, Mikroverfilmungen, Auswertungen durch Datenbanken und für die Einspeicherung und Verarbeitung in elektronische Systeme. Alle Rechte, auch die des auszugsweisen Nachdrucks, der fotomechanischen Wiedergabe (einschließlich Mikrokopie) sowie der Auswertung durch Datenbanken oder ähnliche Einrichtungen, vorbehalten.

Impressum:

Copyright © 2012 GRIN Verlag GmbH
Druck und Bindung: Books on Demand GmbH, Norderstedt Germany
ISBN: 978-3-656-25152-1

Dieses Buch bei GRIN:

http://www.grin.com/de/e-book/198605/die-ernaehrung-des-intensivpatienten

GRIN - Your knowledge has value

Der GRIN Verlag publiziert seit 1998 wissenschaftliche Arbeiten von Studenten, Hochschullehrern und anderen Akademikern als eBook und gedrucktes Buch. Die Verlagswebsite www.grin.com ist die ideale Plattform zur Veröffentlichung von Hausarbeiten, Abschlussarbeiten, wissenschaftlichen Aufsätzen, Dissertationen und Fachbüchern.

Besuchen Sie uns im Internet:

http://www.grin.com/

http://www.facebook.com/grincom

http://www.twitter.com/grin_com

Ernährung des Intensivpatienten

3.Universitätslehrgang Sonderausbildung in der Intensivpflege

Heiko Ehrhardt, DGKP

Inhaltsverzeichnis

                                                           Seite

1. Einleitung 1
2. Fragestellung 3
3. Aufgaben der DGKS / DGKP und GuKG 4
4. Energie, Flüssigkeits- und Nährstoffbedarf 5
5. Die Nahrungsbausteine 9
   - 5.1. Kohlenhydrate 9
   - 5.2. Fette /Lipide 11
   - 5.3. Eiweiße / Aminosäure 12
   - 5.4. Vitamine und Spurenelemente 14
   - 5.5. Wasser 14
   - 5.6. Neue Substrate mit speziellen Funktionen 15
6. Arten der enteralen Ernährung 16
   - 6.1. Nährstoff definierte Diät 16
   - 6.2. Chemisch definierte Diät 17
   - 6.3. Krankheitsspezifische Diät 17
7. Enterale Ernährung 18
   - 7.1. Indikation 18
   - 7.2. Zugangswege und Sonden Arten 19
   - 7.3. Komplikationen 20
   - 7.4. Applikationen von Medikamenten 21
8. Parenterale Ernährung 22
   - 8.1. Indikation 22
   - 8.2. Kontraindikation 22
   - 8.3. Zugangsarten 23
     - 8.3.1. Periphervenöser Zugang 23
     - 8.3.2. Zentralvenöser Zugang 24
   - 8.4. Komplikationen der (totalen) parenteralen Ernährung 24
   - 8.5. Komplikationen ZVK 25
9. Monitoring der Ernährungstherapie 25

10. Aufgaben der Pflege bei der Ernährungstherapie 26
11. Kombinierte enterale und parenterale Ernährung 27
12. Zusammenfassung 28
13. Literaturverzeichnis 29
14. Abbildungsverzeichnis 30

Abkürzungsverzeichnis

BGBL	Bundesgesetzblatt
BMI	Body-Mass-Index
DGKP	Diplomierter Gesundheits- und Krankenpfleger
DGKS	Diplomierte Gesundheits- und Krankenschwester
GuKG	Gesundheits- und Krankenpflegegesetz
HWZ	Halbwertszeit
KG	Körpergewicht
NO	Stickstoff
PEG	Perkutane endoskopische Gastrostomie
ZVD	Zentraler Venen Druck
ZVK	Zentraler Venen Katheter

1. Einleitung

Essen und Trinken sind eine der elementarsten Grundbedürfnisse des Menschen. Ohne Essen und Trinken kein Leben.
Wie tief sich dieses Grundbedürfnis in die menschliche Entwicklung eingebracht hat, erkennt man an den vielen Kulturellen und Religiösen Feiern, Ritualen und Gebräuchen weltweit, die sich im Jahresverlauf ergeben.
Ein Mensch kann mit der Nahrung seine Gesundheit beeinflussen, aber bei falscher Ernährung auch seine Gesundheit oder seinen Körper schädigen.

Bei plötzlicher Erkrankung, Verlust der Selbstständigkeit wird oder muss diese Aufgabe von anderen Personen übernommen werden.
Im Rahmen der Akuterkrankung, wenn der Patient[1] durch Unfall oder Krankheit sich auf der Intensivstation befindet, wird die Ernährung auf verschiedenste Weise sichergestellt.

In der folgenden Abschlussarbeit möchte ich auf die wichtigsten Nahrungsbausteine kurz erläuternd eingehen, den Energie – und Stoffwechsel kurz streifen, sowie die wichtigsten Arten der Ernährungssysteme in der Akutpflege vorstellen.

Im weiteren Verlauf wird auf mögliche Komplikationen sowie die Überwachung der Patienten bei der enteralen- und parenteralen Ernährung kurz eingegangen.

Durch meine Praxiserfahrung in der Rehabilitation- und Intensivpflege bin ich immer wieder mit diesem Thema in Berührung gekommen, und mir wurde schnell bewusst, welche einschneidenden Erfahrungen und Erlebnisse das für die betroffenen Patienten bedeutet.
Da die beginnende rechtzeitige und effektive Ernährungstherapie auf der Intensivstation einen großen Stellenwert für den Heilungsprozess einnimmt, und damit auch auf den weiteren Behandlungserfolg, war die Wahl für dieses Thema ein logischer Schritt.

---

[1] Um den Lesefluss nicht zu hemmen, wurde die männliche Form der Schreibweise von Personen gewählt, die aber gleichzeitig für das weibliche Geschlecht gelten soll.

Das Thema der klinischen Ernährung ist ein viel diskutierter Fachbereich, es gibt Unmengen an Forschungsergebnissen und Veröffentlichungen.

Bei der Literaturrecherche wurden viele Fachbeiträge ausgewertet und sind in die Fachbereichsarbeit eingeflossen.

Wie bei den meisten medizinischen Veröffentlichungen, haben diese stets einen medizinischen Bezug, selten finden sich neue pflegerelevante Abhandlungen.

Viele dieser Informationen habe ich mit den aktuellen Skriptmaterialien der Referenten der Sonderausbildung verglichen und in diese Abschlussarbeit eingebracht.

Aufgrund dieser Menge von Informationen, Abhandlungen und Veröffentlichungen sind bis jetzt an den Krankenhäusern verschiedene Ernährungssysteme und Richtlinien festgelegt.

Die klinische Ernährung ist ein fachübergreifendes Zusammenspiel vieler Bereich wie der Medizin, Pflege, Therapien und im weiteren Verlauf auch der Angehörigen des Patienten.

Deshalb soll diese Abschlussarbeit keinen Anspruch auf Vollständigkeit haben, sondern als Einstieg in dieses Themengebiet betrachtet werden.

2. Fragestellung

Ziel dieser Abschlussarbeit soll es sein, einen kurzen Überblick zu ermöglichen, wie die Ernährung von kritisch kranken Patienten erfolgt.

Folgende Fragen sollen in Rahmen dieser Abschlussarbeit beantwortet werden.

- Wie setzt sich der Energie- und Stoffwechsel eines Intensivpatienten zusammen?
- Welche Ernährungsformen gibt es und was sind die Risiken bei den dargestellten Ernährungsformen?
- Welche Komplikationen kann es im Krankheitsverlauf geben?
- Wie sehen die Überwachungs- und Pflegetätigkeiten bei einem künstlich ernährten Patienten aus?

3. Aufgabenbereich der DGKS / DGKP laut GuKG

Das Bundesgesetz über Gesundheits – und Krankenpflegeberufe (Gesundheits- und Krankenpflegegesetz – GuKG) BGBl. I Nr. 108/1997 zuletzt geändert durch BGBl. I Nr. 95/1998 besagt folgendes:

§15 Abs.5 Der mitverantwortliche Tätigkeitsbereich umfasst insbesondere:

1. Verabreichung von Arzneimitteln,
2. Vorbereitung und Verabreichung von subkutanen, intramuskulären und intravenösen Injektionen,
3. Vorbereitung und Anschluss von Infusionen bei liegendem Gefäßzugang, ausgenommen Transfusionen,
4. Blutentnahme aus der Vene und aus den Kapillaren,
5. Setzen von transurethralen Blasenkathetern zur Harnableitung, Instillation und Spülung,
6. Durchführung von Darmeinläufen und Legen von Magensonden

(vgl.http://www.ris.bka.gv.at/Dokumente/BgblPdf/1997_108_1/1997_108_1.pdf)

Im oben aufgeführten GuKG §15 Abs. 1,3 und 7 sind die rechtlichen Rahmenbedingungen für den mitverantwortlichen Tätigkeitsbereich bei der klinischen Ernährung und Infusionstherapie von Patienten aufgezeigt. Ebenfalls fällt in den Aufgabenbereich der Krankenpflege die Krankenbeobachtung, Herstellung lt. Arzt Anordnung, Bereitstellung und Verabreichung der Ernährung, die Dokumentation der Ernährung in schriftlichen oder elektronischen Systemen, die Lagerung sowie die Vorbereitung und Nachsorge des Patienten.

4. Energie-, Flüssigkeits- und Nährstoffbedarf

Hauptziel der klinischen Ernährung eines kritisch kranken Patienten ist die Prävention und Behandlung einer Fehl- oder Mangelernährung.
Gewährleistet werden soll die Deckung des Bedarfs an Nährstoffsubstraten zur Bereitstellung von Energie und Bewahrung körpereigener Proteine (Eiweiß mit kurzer HWZ, Enzyme, Proteine des Immunsystems, Gerinnungsfaktoren).
Durch die patientenorientierte Ernährungstherapie, soll der Organismus die zum jeweiligen Zeitpunkt benötigte Energie, zur Bereitstellung energieverbrauchender Prozesse anbieten und so den Erhalt von Strukturen und Funktionen lebender Materie sichern.

Physiologische Leistungen, für die Energie bereitgestellt werden muss:
- Chemische Leistungen
  (Synthesearbeit für Proteine, Enzyme, Hormone, Transmitter bzw. Stoffwechselprodukte)
- Physikalische Leistungen
  (Membranpotentiale, Ionengradien, Osmolarität)
- Mechanische Leistung (Herztätigkeit, Atemtätigkeit, Muskeltätigkeit)

Die hierfür benötigte Energie wird in Form von energiereichen Phosphatverbindungen ATP (Adenosintriphosphat) gespeichert.
Die Bildung des Energiespeichers ATP stammt aus den Oxidationsreaktionen der einzelnen Nährsubstrate (Kohlenhydrate - Proteine – Fette).
(vgl.Apin/ Martin,2002,S.1)

Die Maßeinheit für die Energie sind Joule oder Kalorien.
Eine Kilokalorie (kcal) entspricht 4,184 Kilojoule (kJ).
Definition:
Eine Kalorie ist die Wärmemenge, die erforderlich ist, um 1 Gramm Wasser von 14.5 auf 15,5 Grad zu erwärmen.

Brennwerte:

1g Kohlenhydrate = 17 kJ oder 4 kcal
1g Fett = 38 kJ oder 9 kcal
1g Eiweiß = 17 kJ oder 4 kcal
1g Alkohol = 30 kJ oder 7 kcal

Der Energiebedarf ergibt sich aus dem Grund- oder Ruheumsatz auf den etwa 50 – 70% des Energieverbrauches entfallen, und aus dem Arbeitsumsatz. Unter Grundumsatz versteht man den Energieverbrauch eines entspannt liegenden Menschen 12 Stunden nach der letzten Nahrungsaufnahme bei konstanter Raumtemperatur von 20 °C. Diese Energiemenge ist erforderlich für die Herztätigkeit, Atemtätigkeit, Gehirnfunktion.
(vgl.Kasper,2004,S.5)

Der Grundumsatz ist von verschiedenen Faktoren abhängig
- Alter
- Geschlecht
- Körperoberfläche
- Hormone
- Normalgewicht
- Klima

Gesamtumsatz = Grundumsatz* Leistungsumsatz-Faktor.

Harris-Benedict-Formel für den Grundumsatz:

- Männer berechnen:
Grundumsatz [kcal/24 h] = 66,47 + (13,7 × Körpergewicht [kg]) + (5 × Körpergröße [cm]) - (6,8 × Alter [Jahre]).
- Frauen berechnen:
Grundumsatz [kcal/24 h] = 655,1 + (9,6 × Körpergewicht [kg]) + (1,8 × Körpergröße [cm]) - (4,7 × Alter [Jahre]).

Arbeitsumsatz

PAL

Arbeitsschwere und Freizeitverhalten	PAL	Beispiele
Ausschließlich sitzende oder liegende Lebensweise	1,2	alte, gebrechliche Menschen
Ausschließlich sitzende Tätigkeit mit wenig oder keiner anstrengenden Freizeitaktivität	1,4 – 1,5	Büroangestellte, Feinmechaniker,
Sitzende Tätigkeit, zeitweilig auch zusätzlicher Energieaufwand für gehende und stehende Tätigkeit	1,6 – 1,7	Laboranten, Kraftfahrer, Studenten, Fließbandarbeiter
Körperlich anstrengende beruflichen Arbeit	2,0 – 2,4	Bauarbeiter, Landwirte, Waldarbeiter, Bergarbeiter, Leistungssportler

Flüssigkeitsbedarf:

Der Mensch kann relativ lange ohne Nahrungszufuhr leben, jedoch nur 2 – 5 Tage ohne Flüssigkeit.

Bedarf:
- ca. 1ml/kcal verbrauchter Energie
- ca. 20 – 40 ml /kg Körpergewicht pro Tag

Energieumsatz / Energieverbrauch

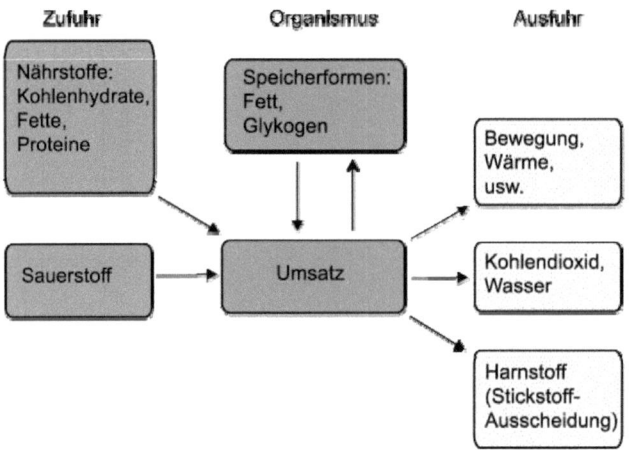

Abb.1: Übersicht über den Energiehaushalt (vgl.Deiml, 2012,S.148)

Die obere Übersicht zeigt im groben Schema den Energiehaushalt des Menschen, die Abläufe sind grob graphisch dargestellt.

Es besteht im Organismus ein Gleichgewicht zwischen Aufnahme und Abgabe von Energie. Bei einem Überschuss an aufgenommenen Nährstoffen werden diese gespeichert als Fett und Glykogen.

Bei Hunger oder erhöhtem Bedarf, werden die Nährstoffe aus diesen Depots verbraucht. (vgl.Deiml,2012,S.148)

Der Energiebedarf bei:

- Immobilen Patienten :   ca.20 – 25 kcal/kgKG/Tag
- Mobilen Patienten: ca.30 – 35 kcal/kgKG/Tag
- geriatrischen Patienten: ca.20 kcal/kgKG/Tag

Besonderheiten:

- Bezugsgröße ist das Ist Gewicht
- Adiposidas BMI >30 Bezugsgröße ist das theoretische Soll Gewicht

> Kachexie <16 langsamer Nahrungsaufbau

5. Die Nahrungsbausteine

Nährstoffe lassen sich in Nährstoffe ohne Kalorien einteilen, wie zum Beispiel Wasser, Elektrolyte, Vitamine und Spurenelemente. Zu den Nährstoffen mit Kalorien gehören Eiweiße, Kohlenhydrate und Fette.
Die meisten Nährstoffe sind essentiell, d.h das der Körper sie unbedingt benötigt, aber sie dennoch nicht selbst (ausreichend) zur Verfügung stellen kann. Wenn für Nährstoffe eigentlich genügend Synthesekapazität vorliegt, die Lebenssituation jedoch ein Defizit bedingt, spricht man von bedingt essentiellen Nährstoffen.
(vgl.Braun/ Melsungen, Grundlagen zur Infusionstherapie ohne Verfasserangabe,2012,S40.)

5.1. Kohlenhydrate

Kohlenhydrate sind die häufigsten organischen Moleküle, bestehend aus Kohlenstoff, Wasserstoff und Wasser.

Einteilung in:
Monosaccharide, Disaccharide, Oligosaccharide und Polysaccharide.

Der Begriff Zucker bezieht sich in der Regel auf Mono- und Disaccharide.

Energiequelle
- 1g verdaubare Kohlenhydrate liefern 4 kcal.
- Glukose ist die wichtigste Energiequelle für den Körper. Gehirn, Erythrozyten und Nierenmark haben einen absoluten Glukosebedarf.

Energiespeicher ist Glykogen (vgl.Sutter,2005, S.74 ff)

Kohlenhydrate können nur in Form der Monosaccharide resorbiert werden.
Es müssen folglich die mit der Nahrung aufgenommenen Poly-, Oligo- und Disaccharide in diese kleinsten Bausteine der Kohlenhydrate aufgespalten werden.

- Monosaccharide = (griechisch monos = allein)
  - Glukose (Traubenzucker)
  - Fruktose (Fruchtzucker)
  - Galaktose (Schleimzucker)

- Disaccharide = (griechisch di = zwei)
  - Saccharose (Haushaltszucker)
  - Laktose (Milchzucker)
  - Maltose (Malzzucker)

- Oligosaccharide = (griechisch oligo = wenige)
  - Raffinose
  - Dextrin

- Polysaccharide= (griechisch poly = viel)
  - Verwertbare Polysaccharide (Stärke, Glykogen, Dextrine)
  - Nicht verwertbare Polysaccharide (Zellulose, Hemizellulose, Pektine)

(vgl.Kapser,2004,S.6ff)

Die Kohlenhydratverdauung erfolgt unter dem Einfluss der vorwiegend vom Pankreas und in geringer Menge von den Speicheldrüsen der Mundhöhle sezernierten Ω - Amylase und im Dünndarm unter dem Einfluss der im Bereich der Mikrovilli lokalisierten Disaccharidasen.

Die entstehenden Oligosaccharide werden von der Ω- Amylase weiter hydrolisiert, bis zu der aus 2 Glucosemolekülen bestehenden Maltose und Isomaltose.
Erst die unter der Einwirkung von Disaccharidasen entstehenden Monosaccharide können von der Dünndarmschleimhautzelle resorbiert werden.
Nach der Aufnahme in die Blutbahn wird die Glucose in den Intermediärstoffwechsel eingeschleust.
Glucose kann in Fett und Glykogen umgewandelt werden und in dieser Form als Energiereserve gespeichert werden.

5.2. Fette / Lipide

Fette = Lipide sind mit 9kcal/g die wichtigste Energiereserve des menschlichen Organismus.

Funktionen der Fette:
- Bestandteile der Zellmembran
- Energieträger
- Träger von essenziellen Fettsäuren ($\Omega 3$ Fettsäure und $\Omega 6$ Fettsäure) und fettlösliche Vitamine
- Thermoregulation
- Geschmacksträger
- Bedeutung in der Sättigung (vgl.Sutter,2005,S.51)

Unterscheidung der Fette:
1. Nach der Kettenlänge
   - Kurzkettige Fettsäuren = weniger als 6 C- Atome
   - Mittelkettige Fettsäuren = 6 – 10 C- Atome
   - Langkettige Fettsäuren = mehr als 12 C- Atome

2. Zahl der Doppelbindungen
   - Gesättigte Fettsäuren = ohne Doppelbindung
   - Einfach ungesättigte Fettsäuren = 1 Doppelbindung
   - Mehrfach ungesättigte Fettsäuren = mehrere Doppelbindungen

Verdauung und Resorption:

Verdauung und Resorption der Fette werden in hohem Maße von der Kettenlänge der Fettsäuren mitbestimmt.

Im Darmlumen werden die mit der Nahrung aufgenommenen Fette unter dem Einfluss von Gallenflüssigkeit und Pankreassaft hydrolisiert und die Spaltprodukte von der Darmschleimhaut resorbiert. (vgl.Kasper,2004,S.9ff)

5.3. Eiweiße / Aminosäure

Aminosäuren sind sehr wichtige Bestandteile jeglicher Form von Leben. Das beruht vor allem darauf, dass Aminosäuren die Bausteine von Peptiden und Proteinen sind.

Wichtigste Funktion beim Menschen z.B.:

- Als Baustein von Lipiden
- Als Neurotransmitter (Glutamat, Aspartat und Glycin)
- Als Vorstufe für die Gluconeogenese
- Als Vorstufen von Neurotransmittern
- Bei der Purin- und Pyrimdinsynthese
  (vgl.Königshoff,2007,S.83)

Funktionen:

- Synthese von Körpereiweiß
- Stickstoff (N) Quelle der Nahrung: 1g N = 6,25g Eiweiß
- Energiequelle: ca. 15% der täglichen Energiezufuhr, 1g Eiweiß = 4,1 kcal.
- Kohlenstoff- und Kohlenstoffgerüstquelle.
- Ganzkörper- Proteinsynthese: Erwachsener 3,0g/kg Körpergewicht pro Tag

Verdauung der Eiweiße:

Spaltung der Nahrungsproteine durch Pepsin (Sekretion im Magen, Aktivierung bei pH <4,0) in Peptone und weitere Spaltung durch Pankreasenzyme zu Poly-/Oligopeptiden. Weitere Spaltung durch Carboxypeptidasen, Oxopeptidasen und Aminopeptidasen zu Oligopeptiden und Aminosäuren.

Absorption im Dünndarm durch energieabhängigen Prozess mittels spezifischer und unspezifischer Transporter, meistens als freie Aminosäuren. Di- und

Tripeptide können in die Mukosazelle aufgenommen werden, dort erfolgt die Spaltung zu freien Aminosäuren.

Stoffwechsel:

- Eiweiß wird kontinuierlich ab- und aufgebaut. Normalerweise befindet sich der Metabolismus im Gleichgewicht. Eine konstante Nahrungszufuhr ist notwendig, um einen Verlust an Proteinmasse zu vermeiden.
- Eine erhöhte Zufuhr führt zu vermehrter Stickstoffausscheidung im Urin und der Verwertung von Eiweiß als Energiequelle.
- Individuell bestehen große Unterschiede im Eiweißmetabolismus, abhängig von z.B. Muskelmasse, Zufuhr, Krankheiten
- Die Proteinsynthese nimmt im Alter ab.

Verlust: Stickstoffverluste durchschnittlich 4,4g/Tag, das entspricht einem obligatorischen Eiweißverlust von ca. 18 – 40g/Tag.

Bedarf:

- Grundlagen: Da jedes Eiweiß seine spezifische Funktion hat und es keinen Stickstoffspeicher gibt, ist der Körper auf eine konstante Eiweißzufuhr angewiesen.
- Minimaler Eiweißbedarf: ca. 0,8g Eiweiß /kg KG/Tag.

Zufuhrempfehlung:

- Allgemeine Empfehlungen: ca. 0,8 – 1g Eiweiß/kgKG /Tag.
- bei Patienten mit Dekubitus, Ulcera, Wundheilungsstörungen ca.1,2 – 1,5g/kgKG/Tag

Die Zufuhr von bis zu 2g Eiweiß/kg KG bei gesunden Erwachsenen ist über kürzere Zeit unbedenklich.
(vgl.Sutter,2005,S.66ff)

5.4. Vitamine und Spurenelemente

Vitamine, Mineralstoffe und Spurenelemente sind essenzielle Nährstoffe, d.h. sie müssen mit der Nahrung zugeführt werden.
Vitamine, die endogen gebildet werden können, gelten als bedingt essenziell, z.B. Vitamin D (Haut), K (Darmbakterien), Niacin (aus Tryptophan).

Einteilung der Vitamine:
- Wasser- und fettlösliche Vitamine
  - Wasserlösliche Vitamine (B- Komplex (außer B 12) und Vitamin C) werden im Körper kaum gespeichert, d.h. die kontinuierliche Zufuhr ist notwendig.
  - Fettlösliche Vitamine können im Körper gespeichert werden, d.h. Toxizitätspotenzial/ keine kontinuierliche Zufuhr notwendig.
- Natürliche und synthetische Vitamine haben identische Vitaminwirkung mit Ausnahme von Vitamin E

Risikogruppen für einen Vitaminmangel:

- Sehr junge und alte Menschen
- Polymorbide Patienten
- Gastrointestinale Erkrankungen
- Exzessiver Alkoholkonsum
- Einseitige Diät
- Nikotinabusus
- Medikamente (z.B. INH – Vitamin B6; Barbiturate – Vitamin D) (vgl.Suter,2005,S.87ff)

5.5. Wasser

Wasser ist ein Nährstoff mit absoluter Essenzialität für eine normale Körperfunktion.
Der Flüssigkeitsbedarf wird mit 20 – 40 ml/kg/KG angenommen.
Der Flüssigkeitsanteil bei der Sondennahrung beträgt ca.80%.

Als Spülflüssigkeit sind Wasser, stille Mineralwasser, frischer Kräutertee und isotone Lösungen geeignet.

5.6. Neue Substrate mit speziellen Funktionen

Mit einer Supplementierung werden folgende Ziele erreicht:

> ➤ Eingreifen in die Entzündungskaskade
> ➤ Beeinflussung Metabolischer Abläufe
> ➤ Stimulation des Immunsystemems

• Glutamin	bedingte essentielle Aminosäure	Sticksofflieferant Energiesubstrat für Zellen mit hoher mitotischer Aktivität	Steigerung der Proteinsynthese Steigerung / Erhalt der Immunantwort Stabilisierung der Muskosabarriere
• Arginin	bedingte essentielle Aminosäure	Stickstofflieferant Steigerung der zytolytischen Aktivität der Killerzellen	Immunmodularische Eigenschaften, fördert Proteinsynthese NO Synthetase
• Vitamin C und E	Vitamine	Antioxidanzien	antiinflammatorisch Radikalfänger
• Omega 3 Fettsäure	langkettige mehrfach ungesättigte Fettsäure	vermehrte Bildung von weniger inflammatorisch wirksamen Prostaglandinen und Leukotrinen	positive Effekte Herz-Rhytmussystem, Sepsisentstehung

(vgl.Schneider/Monna,2011,S.88ff)

6. Arten der enteralen Ernährung

Einteilungen der Nährlösungen

Bei der enteralen künstlichen Ernährung wird je nach Indikation eine nährstoffdefinierte hochmolekulare Nährstofflösung die mit oder ohne Ballaststoff zur Verfügung steht. bzw. chemisch- definierte Formeldiät gewählt.

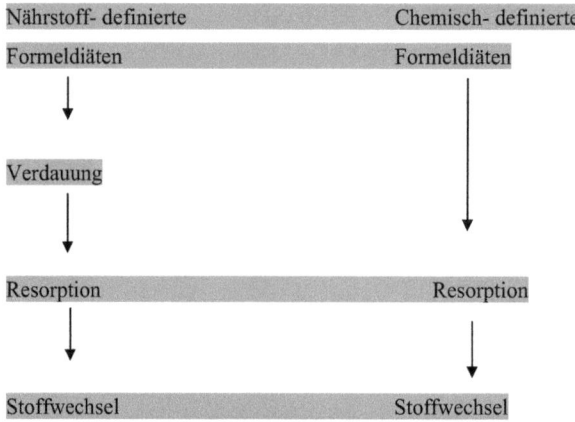

Abb.2 Indikation für eine enterale Ernährung (vgl.Sutter,2005,S.479)

6.1. Nährstoff definierte Diät

Nährstoffdefinierte Formeldiäten sind vollständig bilanzierte Diäten

Die Bestandteile vollständig bilanzierter Diäten, sind Maltodextrin oder Stärke, Milch-, Soja- oder Eiereiweiß und Fette langkettiger Fettsäuren. Die Nährstoffrelation entspricht den Empfehlungen der Deutschen Gesellschaft für Ernährung für Gesunde.

Vollständig bilanzierte Diäten kommen sowohl ohne als auch mit Zusatz von Ballaststoffen zur Anwendung.

Ballaststoffe werden zugesetzt, um die Formeldiäten einer üblichen Normalkost so weit als möglich anzugleichen.

6.2. Chemisch definierte Diät

Chemisch definierte Diäten sind Niedermoldukulare Formeldiäten. Weitere Bezeichnungen sind Elemtardiät, Astronautenkost und Peptiddiät.

Es sind hochmolekulare Diäten, die zur ausschließlichen Ernährung geeignet sind. Zusammengesetzt sind sie aus L- Aminosäuren, Oligopeptiden, Maltodextrin, essentiellen Fettsäuren, Mineralstoffen und Spurenelementen ohne Fettanteil.

Sie werden dann eingesetzt, wenn bei Funktionseinschränkungen die Verdauungs- oder Resorptionsorgane eine aus hochmolekularen Nährstoffen bestehende Kost nicht ausreichend genutzt werden kann oder wenn durch die „Entlastung" bzw. „Ruhigstellung" von Gastrointestinalorganen mit einem Heileffekt zu rechnen ist.

6.3. Krankheitsspezifische Diät

Krankheitsspezifische Diäten sind vollständig bilanzierte Diäten, angepasst an bestimmte Erkrankungen

Durch Änderung der Nährstoffrelation bzw. Wahl spezieller Kohlenhydrate oder Fette kann die Zusammensetzung von gebrauchsfertiger Flüssignahrung so variiert werden, dass sie bei bestimmten Erkrankungen und Funktionsstörungen Vorteile bietet.

Konzipiert wurden
- Formeldiäten mit speziellen, die postprandiale Glykämie weniger beeinflussenden Kohlenhydratkomponenten bzw. einem höheren Anteil an einfach ungesättigten Fettsäuren für Diabetiker.
- Formeldiäten, bei denen Fette langkettiger weitgehend gegen solche mittelkettiger Fettsäuren (MCT) ausgetauscht wurden, zur Ernährung bei eingeschränkter Fettverdauung oder Fettresorption
- Präparate mit einer zu Gunsten des Fettes verschobenen Kohlenhydrat-Fett- Relation zur Ernährung bei respiratorischer Insuffizienz.
   (vgl.Kasper,2004,S.484ff)

7. Enterale Ernährung

7.1. Indikation und Kontraindikation

Die Indikation zum Verabreichen einer enteralen Ernährung ist immer dann gegeben, wenn eine ausreichende Versorgung mit Energie und Nährstoffen durch orale Ernährung innerhalb von 3 Tagen nicht mehr gewährleistet ist oder die Nahrungszufuhr < 500 kcal/Tag =1/4 Portion beträgt.
Generell kann die Indikation für die enterale Ernährung in 3 Gruppen aufgeteilt werden. Der Patient kann nicht, will nicht oder darf nicht essen.
Eine weitere Indikation auf der Intensivstation stellt die Beatmungspflichtigkeit sowie die Sedierung des Patienten dar.
(vgl.Zimmermann/Reichel,2012,S.28ff)

Weitere Therapieziele die die spezifischen Vorteile der enteralen Ernährung ausmachen sind:
- Stabilisierung der muskosalen Integrität und der intestinalen Funktion
- Die Versorgung des Organismus mit Nährsubstraten, angepasst an den Aggressionsstoffwechsel zum Erhalt und zur Wiederherstellung der Organfunktion
- Modulation der Inflammitations- und Immunreaktion
- Förderung der metabolisch – endokrinologischen Stoffwechselsteuerung durch Leber und Darm

(vgl.Schneider/Monna, 2011,S.87)

Kontraindikationen:
- Kontraindikationen zum Legen eines Zuganges für die enterale Ernährung z.B Ösophagusvarizen, Kurzdarmsyndrom, anatomische Besonderheiten
- Instabile Stoffwechsellage, therapieresistentes Erbrechen
- Ileus, Darmatonie, akute Pankreatitis, akute Magen- Darm- Blutungen, aktive schwere Ulkuserkrankungen, Fistel, Gastroenteritis
- ethische Gründe
- Hoher Reflux
  (vgl.Kasper,2004,S.479ff)

Was die absoluten Kontraindikationen gegen eine enterale Ernährung angeht, so sind diese aus heutiger Sicht relativ selten,

- schwerer akuter Schockzustand
- manifeste Mesenteriale Ischämie
- intestinale Obstruktion
- ausgedehnte Perforation oder Fisteln in oberen Dünndarmbereich
- Kurzdarmsyndrom unter 40 – 50 cm

(vgl.Schneider,2011,S.87)

7.2. Zugangswege und Sondenarten

Die künstliche enterale Ernährung erfolgt über Ernährungssonden, die folgendermaßen eingeführt werden:

- Als Nasogastralsonde durch Nase, Rachen und Ösophagus in den Magen,
- Nasoduodenalsonde durch Nase, Rachen, Ösophagus und Magen in das obere Duodenum,
- Durch die Bauchdecke als perkutane endoskopisch kontrollierte Gastrostomie (PEG) ebenfalls in das Magen- oder Duodenallumen,
- Als Feinnadel-,Katheter-, und Jejunostomie durch die Bauchdecke ins Lumen des oberen Jejunums.

Bestimmend für die Materialauswahl der Sonden ist die geplante Dauer der enteralen Ernährung.
Für die Kurzzeitanwendung sind einlumige PVC – Sonden auf Station im Einsatz. Da die PVC – Sonde schnell aushärtet und damit die Gefahr der Drucknekrosen steigt, werden diese Sonden nur kurzzeitig eingesetzt.
Polyurthan oder Silikon Verweilsonden sind für die längerfristige Ernährung bestimmt. Diese Sonden werden ohne Weichmacher hergestellt, sind ein- oder doppelumig, säurebeständig und dadurch als Langzeitsonde gut geeignet.
Für kritisch Kranke, insbesondere bei Respiratortherapie, bieten sich mehrlumige Sonden Systeme an. Diese besitzen einen gastralen Kompressionsanteil und eine integrierte jejunale Ernährungssonde. Diese Sonden müssen allerdings Endoskopisch platziert werden.

7.3. Komplikationen

Eine der häufigsten Komplikationen der nasoenteralen Sonde ist die Dislokation. Besonders bei Patienten, die sich in der Aufwachphase befinden, verwirrte Patienten oder motorische unruhige Patienten sind betroffen. Durch die unbemerkte Entfernung der Sonde durch den Patienten, besteht ein erhöhtes Aspirationsrisiko.

Deshalb sind bei der Fixation der Sonde eine genaue Markierung durchzuführen und die Sonde an den Nasenflügeln sicher zu befestigen.

Die bedrohlichste Komplikation ist die der fehlplazierten Ernährungssonde. Vor allen Patienten mit eingeschränkten Bewusstseinsstatus, reduzierten Schutzreflexen, endotrachealer Intubation bzw. Tracheotomie sind besonders gefährdet. (vgl.Harting.2004,S.165)

Eine weitere Komplikation besteht in der Oklusion der Sonde. Dieses Risiko kann durch die regelmäßige Spülung nach jeder Sondenkost oder Medikamentengabe deutlich verringert werden.

Weitere Komplikationen, die durch die Sonden entstehen können, sind Infektionen bei der ESST –PEG Sonde, Blutungen und Druckstellen.

An Hand der oben nur kurz angezeichneten Komplikationen, sind die Aufgaben der verantwortlichen Pflegeperson vielfältiger Art. Sichere Sondenplatzierung, Lagedokumentation und regelmäßige Lagekontrolle sind die wichtigsten Prophylaxen, um primäre oder sekundäre Sondenfehllagen auszuschließen.

Die oben aufgeführten Komplikationen sind für alle Patienten gültig, die eine enterale Ernährung erhalten.

Bei Patienten auf der Intensivstation kommen noch weitere Aspekte dazu, die es zu beachten gilt.

- Eine postoperative / posttraumatische Magen Darm Atomie
- Durch Respiratortherapie verursachte oder medikamentös bedingte Paralyse oder Funktionsstörung des GI – traktes durch Katecholamine, Opioide,Clonidin, trizyklische Antidepressiva u.a.

- Antibiotika – assoziierte Darmentzündung
- Auftreten von Diarrhoe und abdominalen Krämpfen

7.4. Applikationen von Medikamenten

Bei der Verabreichung von Medikamenten über Ernährungssonden soll ein wichtiger Grundsatz beachtet werden.

Medikamente sollen, wenn sie nicht verändert werden dürfen oder können - MÖGLICHST ERSETZEN STATT VERÄNDERN – werden.

Nach Auskunft der Apotheke LKH Graz sind für fast alle Medikamente oder Wirkstoffgruppen Austausch- oder Ersatzmedikamente vorhanden.

Im Zweifelsfall setzt sich die Krankenhausapotheke mit der jeweiligen Herstellerfirma in Verbindung, um die gewünschten Informationen zu erhalten.

Einige wenige wichtige Faktoren möchte ich hier noch kurz aufzeigen, die für die Medikamentengabe Beachtung finden soll:

- Flüssige Arzneimittel bevorzugen.

- Prüfen, ob das entsprechende Medikament zerkleinert/ zermörsert werden kann – Rücksprache mit der Apotheke

- Sonde vor und nach Arzneimittelgabe mit 20 – 30 ml Spülflüssigkeit reinigen

- Bei Verabreichung mehrerer Medikamente, immer getrennt verreiben und getrennt verabreichen, dazwischen mit 10 ml Spülflüssigkeit reinigen

- bei Retard Medikamenten durch Arzt Dosis / Intervall ändern lassen

- Medikamente immer sofort verabreichen

- alternative Arzneiformen verwenden
  (Granulat, Orale Lösungen, Sublingualtabletten, Tropfen, Saft, Transdermale Systeme,Suppositorie)

8. Parenterale Ernährung

Bei der parenteralen Ernährung werden die Nährstoffe unter Umgehung des Verdauungstraktes, d.h. von Verdauung und Resorption, direkt in die Blutbahn appliziert und so dem Stoffwechsel zugeführt

8.1. Indikation

Eine parenterale Ernährung ist angezeigt, wenn die enterale Ernährung über den Magen / Darm Trakt nicht oder nicht ausreichend erfolgen kann, bzw. dessen Funktion nicht ausreichend gewährleistet ist, und die Indikation für eine künstliche Ernährung gestellt ist.

Mögliche Indikationen sind:
- Kontraindikationen für enterale Sonden Ernährung, z.B. bei nicht oder nur teilweise funktionstüchtigem Gastrointestinal Trakt.
- Zur Entlastung einzelner Organe/ Darmabschnitte (z.B. akute Pankreatitis, postoperativ)
- Weitere mögliche Indikationen: Schwere Malabsorptionssyndrome, Colitis ulcerosa, Morbus Crohn, postoperativ, polytraumatisierte Patienten, Verbrennungen, Sepsis, Anorexia nervosa.
- Bei entsprechender Indikation kann die parenterale Ernährung auch zu Haus durchgeführt werden.

(vgl.Harting at al,2004,S.188)

8.2. Kontraindikation
- Funktionstüchtiger Gastrointestinaltrakt
- Akutphase einer Erkrankung unmittelbar nach Operation oder Trauma
- Unkontrollierbares Multiorganversagen/ Stoffwechselstörungen
- Schock jeder Genese
- Schwere Aszidose und / oder Hypoxie
- Ethische Aspekte

(vgl.K.H.Smolle,2012,S.19)

8.3. Zugangsarten

Die parenterale Substratzufuhr kann mit einem periphervenösen - oder zentralvenösen Zugang erfolgen.
Für die Wahl des Zuganges ist die geplante Dauer der Ernährungs- und Infusionstherapie ausschlaggebend. Es werden so Möglichkeiten für einen kurzzeitigen und mittel- bis langfristigen Zugang unterschieden.

8.3.1. Periphervenöser Zugang

Die periphere Venenpunktion ist lediglich für eine zeitlich begrenzte Substratzufuhr mit einer Konzentration bis 800 mOsmol/L geeignet.

Anwendung:

- Kurzfristige Infusionstherapie und die parenterale Ernährung mit Komplett- und Kombinationslösungen zu empfehlen
- Zufuhr hypokalorischer Nahrung
- Bluttransfusionen und Volumenersatz
- Gabe von Fettemulsionen

Komplikationen:

- Phlebitis
- Rötung, Schwellung, Schmerz, Fieber, erhöhte Entzündungsparameter – Gefahr peripherer Thrombophlebitis
- Infusionen sollten nicht „unter Druck laufen"

8.3.2. Zentralvenöser Zugang

Bei Patienten, die auf einer Intensivstation in der kritischen Phase betreut und versorgt werden, ist fast immer ein zenrtalvenöser Zugang vorhanden. Über diesen mehrlumigen Venenkatheter wird in erster Linie die Katecholamintherapie durchgeführt.

Als Indikationen für einen zentralvenösen Katheter gelten
- Mittel- bis langfristige totale parenterale Ernährung
- Venöser Zugang für Therapie und Überwachung im Intensivmedizinischen Bereich
- Überwachung Zentraler Venendruck
- Applikation von hochosmolarer Lösungen und Medikamente
- Ungünstige periphere Venenverhältnisse (relative Indikation)

(vgl.Hartig et al.,2004,S.195)

8.4. Komplikationen der (totalen) parenteralen Ernährung

Metabolische Komplikationen entstehen grundsätzlich durch eine fehlerhafte Ernährungsplanung und –durchführung bzw. eine mangelhafte Überwachung der Ernährungstherapie. Folgende Nebenwirkungen und Komplikationen können bei der parenteralen (totalen) Ernährung auftreten:

- Hyper- / Hypoglykämie
- Hypertriglyceridämie
- Hyperkapnie
- Refeeding Syndrom
- Störungen des Flüssigkeits- und Elektrolythaushaltes
- Störung Säure Basen Haushalt
- Störung im Vitamin- und Spurenelementhaushalt
- Unverträglichkeitsreaktionen

(vgl.Hartig et al.,2004,S.204)

8.5. Komplikationen ZVK

Probleme und Komplikationen die sich in Verbindung mit den Zentralvenösen Zugang ergeben, lassen sich in zwei große Gruppen einteilen.

Anlagebedingte Komplikationen:
- Pneumothorax
- Arterienpunktion

- Fehllage
- Hämothorax
- Luftembolie
- Verletzung des Plexus Brachialis
- Infektionen

Verlaufsbedingte Komplikationen:
- Venenthrombose
- Katheterokklusion
- Katheterbruch
- Katheterembolie
- Sepsis, Thrombophlebitis

(vgl.Hartig et al.,2004,S.198)

9. Monitoring der Ernährungstherapie

Um Komplikationen bei der Ernährungstherapie (wie metabolische Entgleisungen mit Anstieg der Glucosekonzentration, Hypophosphatamie, Refeeding Syndrom, Ausbildung einer Fettleber etc.) zu erkennen, müssen bestimmte Parameter regelmäßig kontrolliert und die Ernährung adaptiert werden.

- Blutzuckerspiegel
- Triglyceride
- BUN / Harnstoff
- Ammoniak
- K+, Phosphat und andere Elektrolyte (vgl.Hamp,2004,S77)

Weitere klinische und biophysikalische Parameter, die in der Überwachung der parenteralen Ernährung von Bedeutung sind:

- Allgemeinbefinden
  – Durst, Bewusstseinslage, Übelkeit, Völlegefühl, Erbrechen

- Atmung
  - Atemfrequenz, Atemform, Foetor ex ore
- Hämodynamik
  - Herzfrequenz, Blutdruck, ZVD
- Flüssigkeitsbilanz
  - Zufuhr, Ausscheidung, Körpergewicht, Ödem, Hauttugor, Sekrete, Drainagen, Diarrhö, Stuhlfrequenz, -farbe, -konsistenz
- Abdomen
  - Bauchschmerz, Druckschmerz, Abwehrspannung, Beurteilung Magen – Darmfunktion, Reflux
- Körpertemperatur

(vgl.Harting et al,2004,S.204)

10. Aufgaben der Pflege bei der Ernährungstherapie

Die Aufgaben der Pflegeperson sind bei der Ernährungstherapie sehr vielschichtig.
Beginnend mit dem

- richtigen Umgang mit der Sonden Nahrung, Lagerung
- Information des Patienten
- die Hygienierichtlinien zur Herstellung und Verabreichung der Sondennahrung
- der Lagerung des Patienten
- Materialvorbereitung, je nach Art der Verabreichung
- Krankenbeobachtung und erkennen von Komplikationen
- Dokumentation von Art / Menge, Besonderheiten, Reflux
- Verbandswechsel

Ich möchte hier nur die wichtigsten Aufgaben kurz benennen, da es für die Applikation von Sondennahrung, Pflege bei nasal oder oral liegender Sonde, legen einer oralen, nasalen Ableitungs- und Nährsonde in den Krankenhäusern ausgearbeitete Pflegestandards bereitliegen und so von jeden Mitarbeiter eingesehen werden können bzw. eingeholt werden müssen.
Für die Anwendung und Lagerung der Sondennahrung sind Herstellerangaben sowie gültige Hygienerichtlinien verbindlich zu beachten.

11. Kombinierte enterale und parenterale Ernährung

Eine supplementierende parenterale Ernährung soll in Betracht gezogen werden, wenn eine vollständige enterale Ernährung nicht möglich ist.

Oft ist bei kritisch kranken Patienten eine vollständige enterale Ernährung über einen längeren Zeitraum nicht möglich und kann durch eine parenterale Ernährung die Energiebilanz verbessern und ein drohendes Energiedefizit zumindest vermindern. (vgl.Felbinger,2011,S.113)

Für die totale oder kombinierte parenterale Ernährung können zur Standardisierung die von der Industrie angebotenen Zwei- (Kohlenhydrate, Aminosäuren) und Dreikammerbeutel (Kohlenhydrate, Aminosäuren, Lipide) verwendet werden. Wesentliche Vorteile sind die einfache Handhabung und das wesentlich geringere Kontaminationsrisiko. (vgl.Weimann,2011,S.2255)

12. Zusammenfassung

Die hier vorliegende Arbeit befasst sich mit dem Thema der Ernährung des Intensivpatienten.

Nach der Einleitung zu diesem Thema findet sich ein Auszug aus dem Bundesgesetz über Gesundheits– und Krankenpflegeberufe. In diesen Gesetz befindet sich der Rahmen in den die DGKP / DGKS ihren Dienst versieht.

Im Bereich der künstlichen Ernährung wird von der Pflegeperson ein hoher Anteil der Aufgaben in eigenverantwortlichen und mitverantwortlichen Tätigkeitsbereich durchgeführt.

Um das kompakte Thema besser zu verstehen wird in Anschluss der Energie-, Flüssigkeits- und Nährstoffbedarf näher behandelt, es werden die Nährbausteine vorgestellt, die für die Ernährung von Bedeutung sind.

Die enterale Ernährung schließt sich als nächstes größeres Kapitel an, da diese Ernährungsform den Patienten auf seinen Krankenhaus und eventuell Rehaaufenthalt begleiten wird.

Kurz wird auf die parenteralen Ernährung eingegangen, es werden Indikation, Kontraindikationen und Komplikationen aufgezeigt.

Mit dieser Ausarbeitung möchte ich das Interesse wecken für die vielfältigen Formen der Ernährung, die Möglichkeiten die diese zu Gesundung und Heilungsprozess bieten, aber auch die Risiken aufzeigen die die Verwendung im Klinikalltag sowie auf den Stationen, hier im Besonderen der Intensivstationen mit sich bringt.

Der frühe Einsatz der medizinischen Ernährungstherapie ob nur parenteral-, minimal enterale Ernährung zum Erhalt der mukosalen Barrierefunktion, enterale Ernährung über Sonde oder PEG, zentralvenös oder venös, das Pflegeteam hat die Verantwortung, kann die Wirksamkeit beurteilen, Komplikationen erkennen, reagieren und mit den Ärzten in Zusammenarbeit die nächsten Maßnahmen setzen.

13. Literaturverzeichnis

- Apin / Martin (2000): Göppinger Reihe -Praxis der Ernährung in der Intensivmedizin, München. Bern, Berlin, New York, W.Zuckschwerdt Verlag
- BraunMelsungenHrsg (2012). Grundlagen zur Infusionstherapie, verfügbar unter www.bbraun.de/cps/rde/xchg/bbraun.../unterrichtsprogramme.htm, Zugriff *13.06.2012*
- Deiml (2012): Ausgewählte Themen zur Operativen Intensivmedizin. Hamburg, 6. Auflage
- Druml / Madl (2010): Ernährung des Intensivpatienten.-in: Intensivmedizin und Notfallmedizin. Februar 2010. S 276 – 278
- Felbinger (2011):Kombinierte enterale und paenterale Ernährung.-in: Intensivmedizin und Notfallmedizin. März 2011.Seite 109 – 116 Hamburg,6. Auflage
- GuKG: Gesundheits – und Krankenpflegegesetz BGBl. I Nr. 108/1997 zuletzt geändert durch BGBl. I Nr. 95/1998
- Hamp / Sitzwohl / Bartunek / Hiesmayr (2010): Lehrbuch Tertiale Notfall- und Intensivmedizin. – Wien: Springer Verlag
- Harting / Biesalski / Druml / Fürst / Weimann (2004): Ernährungs- und Infusionstherapie.-Stuttgart, New York: Thieme Verlag,8. Auflage
- Kasper (2004): Ernährungsmedizin und Diatetik.- München-Jena: Elsevier Verlag 10. Auflage
- Königshof (2007): Kurzlehrbuch Biochemie,- Stuttgart, New York:, Thieme Verlag 2. Auflage
- Schneider / Momma (2011): Enterale Ernährung beim Intensivpatienten.-in: Intensivmedizin und Notfallmedizin. Februar 2011.S 87 - 92

- Sutter (2005): Checkliste Ernährung, Stuttgart, New York: Thieme Verlag, 2. Auflage
- K.H.Smolle (2012): Upgrade Parenterale – enterale Ernährung in der Intensivmedizin, Skript Sonderausbildung Intensiv
- Weimann / Ändrä / Sablotzki (2011): Ernährung des Intensivpatienten.- in Deutsche Medizinische Wocheschr, Stuttgart, New York: Thieme Verlag
- Zimmermann / Reichel (2012): Kostaufbau laut Stufenplan.-in: Pflegen IntensivNr.02/12, 9 Jahrgang ,Melsungen: Bibliomed Medizinische Verlagsgesellschaft;S.28-31

14. Abbildungsverzeichnis

Abb.1. Übersicht über den Energiehaushalt
(Deiml, 2012,S.148).. S. 8

Abb.2. Indikation für eine enterale Ernährung
(Sutter, 2005,S.479)..S. 16